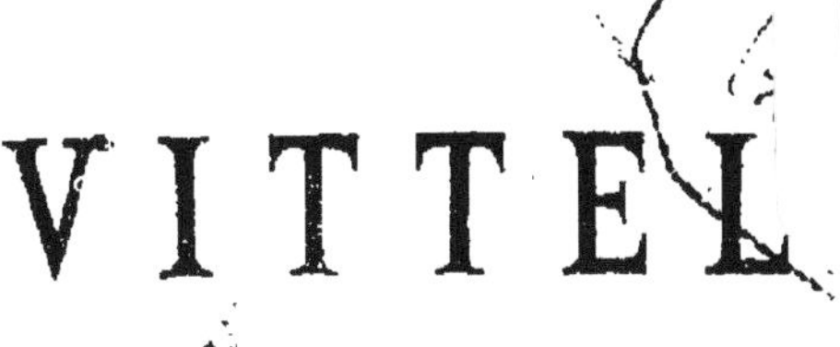

VITTEL

MÉDICATION HYDROMINÉRALE

PAR

M. le Docteur P. BOULOUMIÉ

Médecin Consultant à Vittel

QUATRE NOUVELLES OBSERVATIONS DE GRAVELLE

PAR

M. le Docteur PATÉZON

Médecin Inspecteur à Vittel

RENSEIGNEMENTS PRATIQUES

MIRECOURT

TYPOGRAPHIE ET LITHOGRAPHIE CHASSEL

1881

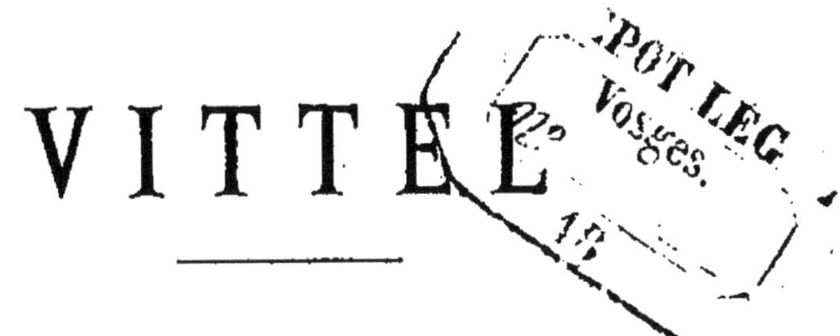

VITTEL

MÉDICATION HYDROMINÉRALE

PAR

M. le Docteur P. BOULOUMIÉ

Médecin Consultant à Vittel

QUATRE NOUVELLES OBSERVATIONS DE GRAVELLE

PAR

M. le Docteur PATÉZON

Médecin Inspecteur à Vittel

RENSEIGNEMENTS PRATIQUES

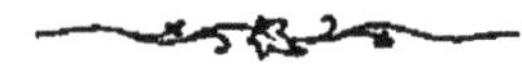

MIRECOURT

TYPOGRAPHIE ET LITHOGRAPHIE CHASSEL

1881

TABLE DES MATIÈRES

VITTEL

MÉDICATION HYDROMINÉRALE

PAR

M. le Docteur P. BOULOUMIÉ

Médecin Consultant

Communication faite à la Société de Médecine pratique.
Séance du 4 mai 1876.

La clinique hydrominérale de Vittel, qui m'a fourni les faits qui servent de base à cette communication, offre peu de variété, eu égard au nombre des maladies traitées, mais beaucoup, par contre, eu égard à la diversité des formes, des périodes, des accidents et des complications de ces maladies. Elle offre donc un champ fertile d'observations qui représentent en même temps les diverses manières d'être d'une même maladie et peuvent permettre d'embrasser facilement sa physionomie générale, ses symptômes, sa marche et ses conséquences ou ses complications ordinaires.

C'est la diathèse urique qui fournit le contingent le plus considérable de nos malades ; on l'observe dans toutes ses périodes, et on la voit présider manifestement à l'enchaînement d'une série d'actes morbides, que, bien à tort, un certain nombre d'auteurs et de praticiens ne reconnaissent pas comme diathésiques. Ce sont surtout les manifestations primordiales de la diathèse, mère de la goutte et de la gravelle, dont la nature passe généralement inaperçue ; certains symptômes, en effet, sont parfois assez marqués pour attirer spécialement l'attention, faire négliger les autres et sembler constituer à eux seuls la maladie ; de ce nombre sont surtout certaines migraines, certaines dyspepsies, certains troubles gastro-hépatiques ou intestinaux, certains phénomènes nerveux du côté de l'appareil urogénital.

L'interrogatoire minutieux des malades, dans certains cas, la connaissance de l'évolution ultérieure de la maladie et les résultats du traitement, dans d'autres, ne laissent aucun doute sur l'intime parenté de ces manifestations de début et la goutte ou la gravelle qui se développent consécutivement. Ayant longuement traité cette question, l'année dernière, dans un travail que j'ai eu l'honneur d'offrir à la Société (1), je n'y insisterai pas davantage aujourd'hui. Parmi les manifestations de la diathèse, alors qu'elle semble avoir fait élection de domicile sur un organe, un appareil ou un système et l'avoir choisi spécialement pour y porter ses ravages, nous voyons, par ordre de fréquence, la gravelle urique, sablonneuse ou calculeuse, les arthrites goutteuses, la gravelle biliaire, sablonneuse, ou calculeuse, l'engorgement du foie.

Plus tard, soit qu'elle ait directement amené la cachexie, soit que, par le trouble apporté dans la structure ou le fonctionnement de certains organes, elle ait entraîné des désordres graves de l'économie, tels que la néphrite et l'albuminurie, déformations qui empêchent la marche et les mouvements, etc., soit qu'elle ait amené dans les tuniques des artères de graves modifications de nutrition

(1) *De la Goutte ; étiologie, formes, périodes, transformations et manifestations primordiales*, par le Dr P. Bouloumié. Paris, Delahaye, 1875.

qui se traduisent par l'athérome, la diathèse a ruiné l'économie et elle semble elle-même étouffée sous les manifestations qu'elle a engendrées.

En jetant un coup d'œil d'ensemble sur les observations qui retracent le tableau de la clinique hydrominérale de Vittel, on voit qu'à de très rares exceptions près, tous les cas observés peuvent rentrer dans l'une des catégories suivantes, qui n'ont cependant rien d'absolu : *diathèse urique* (manifestations multiples et diverses), *dyspepsie*, *maladie du foie et des voies biliaires*, *goutte*, *gravelle*, *calculs vésicaux*, *catarrhe vésical*, *prostatite*, *rétrécissement compliqué*, *névropathies uro-génitales*, *diabète et glycosurie*, *albuminurie*, *anémie et chlorose*.

Diathèse urique.

Dans la diathèse urique, donnant lieu à des manifestations diverses et de siège encore variable, nous constatons, comme dans la goutte déjà développée, une forme floride et une forme torpide, que nous ayons affaire à une diathèse héréditaire ou à une diathèse acquise. Dans la diathèse acquise cependant, plus encore que dans la diathèse héréditaire, la forme floride est, chez l'homme, incontestablement beaucoup plus fréquente que la forme torpide.

J'ai là de nombreux exemples de ces formes diverses soit chez l'homme soit chez la femme, et je tiens à votre disposition les observations complètes, que je résumerai aussi brièvement que possible pour ne pas abuser des moments de la Société.

1° *Diathèse urique*. OBSERVATION 48. — Mme X..., 52 ans, mariée, cinq enfants, arrivée à Vittel, le 4 août, partie le 24. Depuis la ménopause, obésité, affaiblissement progressif, vertiges, douleurs lombaires continues, exacerbantes, constipation alternant avec de la diarrhée, quelques douleurs aux talons, aux pieds, aux genoux et à l'épaule gauche, élancements, selles dysentériques, quelques sables urinaires. Par le traitement, élimination d'une grande quantité de sables rouges et de cristaux d'acide urique ; disparition progressive de tous les symptômes morbides.

Dans le résumé de l'observation 110, nous voyons chez le même malade : excès de travail sédentaire, vomissements aqueux, dyspepsie, sables urinaires, coliques hépatiques à forme gastralgique. Coliques hépatiques franches. Les sables urinaires ont disparu depuis l'époque où les coliques hépatiques se sont manifestées.

A l'observation 109, nous trouvons : diathèse urique, manifestations primordiales variées, coliques hépatiques, dyspepsie, selles irrégulières, diarrhée bilieuse revenant tous les huit jours, puis tous les mois, douleurs erratiques, sables urinaires, catarrhe vésical.

Dans l'observation 16, on voit des excès de boisson amener d'abord la dyspepsie acide, puis celle-ci être suivie de douleurs articulaires, avec rougeur et gonflement, puis des dépôts uriques se montrer dans les urines, sans qu'il y ait trace d'hérédité.

Comme symptônes intéressants, nous y voyons sensation de froid aux parties génitales, aux genoux et aux lombes, douleurs lombaires, picotements à la verge.

Je n'ose pas multiplier ces citations, bien que j'aie là une nombreuse série de faits des plus intéressants, mais, à de petites différences près, analogues aux précédents.

Dyspepsie.

Les cas de dyspepsie que j'ai eu l'occasion d'observer à Vittel sont nombreux ; ils peuvent être catégorisés comme il suit : au point de vue de leur forme : atonique et acide ; au point de vue de leur nature : idiopathique, symptomatique, le plus souvent diathésique ; au point de vue du siège : gastrique, intestinale (iléo-cœcale), rectale. Ayant fait ailleurs (1) de la dyspepsie l'objet d'un travail spécial que j'ai eu l'honneur de vous offrir, je laisse aujourd'hui de côté la question de nosographie, pour ne retracer que des faits cliniques.

Observation n° 24 (1874). — Mme L.., 36 ans, mariée, sans enfants, a eu de tout temps des maux d'estomac ; affection utérine ancienne ; en 1870 et 1871, eczéma au front et à l'épaule, à droite ; douleurs articulaires aux phalanges de la main droite, pas de déformation ; peu d'appétit, pas de vomissements, ballonnement du ventre, renvois alimentaires, sensation de poids au creux épigastrique, lassitude générale pendant deux heures, après les repas ; quatre heures environ après ceux-ci, nouveaux renvois alimentaires, nouvelle gêne gastro-intestinale, constipation opiniâtre, forces peu développées, sommeil très irrégulier ; poids du corps, 48 kilos. Traitement : Eau de la Grande-Source. — Au quatorzième jour, amélioration des plus sensibles, augmentant progressivement jusqu'au départ (vingt-deuxième jour), époque à laquelle tous les symptômes dyspeptiques ont disparu, le sommeil est ininterrompu pendant six à sept heures ;

(1) *Considérations générales sur la dyspepsie, la gravelle et la goutte.* Dr Bouloumié, 1873.

l'énergie et les forces sont notamment augmentées, le poids du corps est arrivé à 49 k. 500. J'ai revu la malade un an après sa cure et l'amélioration obtenue persistait encore.

Observation n° 38 (1874). — Mme X..., 26 ans, régulièrement menstruée, mariée, un enfant, leucorrhéique depuis l'âge de 15 ans, digère très-difficilement depuis 4 ou 5 ans, a maigri, s'est affaiblie beaucoup depuis 4 à 5 mois, douleurs épigastriques vives, surtout après les repas, inappétence, renvois gazeux non fétides, tympanisme abdominal pendant deux heures environ après les repas, selle quotidienne, leucorrhée très-abondante, muco-purulente, anémie avec tous ses symptômes ; poids du corps, 46 kilos. Traitement : Eau de la source des Demoiselles, douche froide, bains aromatiques avec injections vaginales. Au vingtième jour, appétit bon, plus de renvois, de tympanisme, de douleurs d'estomac entre les repas, leucorrhée à peu près entièrement disparue, forces très notablement augmentées, poids du corps, 48k,500.

L'observation suivante, n° 5 (1874), est celle d'un homme de 38 ans, qui a présenté : syphilis, migraines fréquentes avec vomissements, fièvre intermittente grave plusieurs fois récidivée, dysentérie bénigne, congestion du foie, vomissements bilieux, arthrites goutteuses légères aux orteils et aux doigts, bronchite chronique, spécifique, premier degré. A son arrivée : appétit nul, pas de douleurs digestives, selles régulières, vomissements bilieux au réveil, lassitude générale et affaissement moral très-marqués, tendance hypochondriaque. — Traitement : Eau de la Grande-Source à petites doses, bains sulfureux ; au huitième jour, retour de l'appétit, moral relevé en partie ; au quinzième jour et jusqu'au départ, amélioration de plus en plus accusée, appétit développé, vomissements supprimés depuis plusieurs jours, lassitude générale disparue, état moral très-bon ; au départ augmentation de poids du corps de 2 kilos.

Parmi les autres observations de malades atteints d'affection des voies digestives, j'aurais encore à vous citer comme type les observations n°s 12, 113, 132, 17, 145 ; dans la première (12), nous voyons un homme de 63 ans atteint depuis sa jeunesse, mais surtout depuis vingt ans, de pyrosis très-marqué, revenant tous les jours trois à quatre heures après les repas, durant une heure environ ; depuis deux ans, des maux de tête quelquefois très-violents et assez souvent, tous les quinze jours environ, des vomissements alimentaires ; la constipation est habituelle, les urines présentent un dépôt abondant d'acide urique et d'oxalate de chaux ; les articulations, celles du genou droit spécialement, ont été le siège de douleurs goutteuses, il y a de l'amblyopie de l'œil gauche et une conjonctivite double légère ; le traitement a consisté en eau de la Grande-Source, eau de la source Salée le matin et eau de chaux dans la journée. Tous ces symptômes ont très-notablement diminué pendant la durée de la cure, et l'amélioration a été augmentant de jour en jour, pendant plusieurs mois après le traitement. J'ai revu le malade un an après ; il ne présentait plus que les traces les plus faibles des manifestations morbides antérieures.

Dans les observations suivantes, n°s 17, 145, nous voyons des constipations très-rebelles entraîner les désordres les plus divers du côté des voies digestives et du côté de l'économie tout entière ; l'observation 132 est remarquable par la netteté des symptômes du siége iléo-cœcal de la dyspepsie ; mais, malgré l'intérêt qui s'y rattache, je n'ose pas citer les observations, ayant encore à parler d'un grand nombre de faits.

Pour résumer ce qui ressort, au point de vue clinique, des observations que j'ai pu faire sur ce sujet, je dirai que c'est surtout aux formes de dyspepsies caractérisées spécialement par l'inappétence et la constipation, que conviennent le mieux les eaux de Vittel et, en seconde ligne, à celles qui sont caractérisées spécialement par la lenteur de la digestion et des renvois acides.

Gravelle urique.

La gravelle diathésique, héréditaire ou acquise, et la gravelle accidentelle sont représentées dans mes observations par un grand nombre de cas dont la gravelle urique forme la majeure partie.

L'action des eaux dans la gravelle est manifestement double, c'est-à-dire générale et locale ; en tant que générale, elle n'a rien de spécial à la gravelle ; aussi la voyons-nous s'exercer là comme dans la goutte dite régulière, comme dans toutes les autres manifestations de la diathèse urique.

L'observation m'a montré que, dans un nombre de cas relativement assez considérable, un ou plusieurs calculs étaient, sous des influences diverses, mais en dehors de toute autre manifestation diathésique, formés dans le rein et éliminés spontanément ou sous l'influence du traitement. Dans les cas de ce genre, alors que l'ensemble symptomatique qui caractérise la diathèse urique n'existe pas chez le malade, on peut, par un traitement approprié, qui éloigne les causes d'une nouvelle production lithique d'origine locale (byélo-néphrite), espérer une guérison complète.

Dans les gravelles diathésiques, héréditaire ou acquise, le traitement n'a pas seulement pour but de débarrasser les reins des sables, graviers ou calculs déjà formés, mais encore d'empêcher leur formation dans le présent et dans l'avenir.

Les observations 44, 53, 112 et 149, que j'ai réunies comme types, présentent les caractères de ces diverses sortes de gravelles ; je n'en citerai que deux :

1° *Gravelle sablonneuse.* — M X..., n° 1, homme de cabinet, 47 ans, a vu, depuis deux ans, du sable urique très abondant dans ses urines ; il a eu quelques douleurs lombaires, prises pour du lumbago, puis de véritables coliques néphrétiques ; antérieurement, il a eu de la dyspepsie et des migraines avec des vomissements bilieux. Une saison à Vichy a calmé les symptômes douloureux et a fait diminuer en certaines proportions les sables urinaires, qui sont devenus en même temps pâles et grisâtres, de rouges qu'ils étaient auparavant. Les symptômes ayant reparu peu après, le malade se rend, d'après l'avis de son médecin, à Vittel, où, sous l'influence de l'eau de la Grande-Source et de quelques douches, les sables urinaires deviennent de moins en moins abondants et de plus en plus pâles, sans cependant arriver à la décoloration observée à Vichy. Je revois le malade plusieurs mois après son retour, et les modifications survenues du côté de la sécrétion urinaire ne se sont pas seulement maintenues, mais ont été encore s'accusant de plus en plus.

M. Constantin Paul m'a signalé un certain nombre de faits analogues, observés sous l'influence de l'eau de Contrexéville ou de Vittel.

Les modifications que le microscope permet d'apprécier, dans les urines des graveleux en traitement à Vittel, sont très remarquables, je vous les ai signalées en 1874 (1) dans une de mes précédentes communications, et elles ont été confirmées par les recherches du savant professeur Ritter, de la Faculté de Nancy ; elles viennent encore d'être tout récemment reproduites par mon confrère, M. Patézon, qui en a fait l'objet d'un mémoire à l'Académie [1876] (2). Je suis donc autorisé à considérer comme absolument exacts les faits que je vous avais signalés et que je ne ferai aujourd'hui que résumer devant vous.

Les dépôts uriques, sous l'influence du traitement, vont progressivement en diminuant de quantité ; les cristaux reviennent à leur forme normale ; leur épaisseur et leur coloration diminuent de plus en plus et progressivement ; du huitième au dixième jour se montrent, dans l'urine, de nombreux cristaux d'acide oxalique unis à la chaux.

Quelques jours après, cette oxalate de chaux disparaît, en même temps que les cristaux uriques, de moins en moins nombreux, sont devenus plus pâles et plus réguliers ; plus tard encore, ceux-ci diminuent de plus en plus et finissent, dans un grand nombre de cas, par dis-

(1) *Quelques mots sur certaines modifications des urines ; pathogénie, séméiotique et thérapeutique*, par le Dr Bouloumié, 1874.

Genèse de l'acide urique, de la gravelle et de la goutte, par le Dr Bouloumié, 1874

(2) *Goutte et gravelle*, par le Dr Patézon, 1876.

paraître entièrement, ou à peu près, des urines et n'apparaissent plus, dans tous les cas, quand ils persistent encore, que sous forme de lames losangiques, ou hexagonales, incolores, sans épaisseur et de très-petite dimension. Un certain nombre de cristaux uriques, de grande dimension et encore colorés, se montrent parfois, mais exceptionnellement, à la fin de la cure, à côté des précédents. « C'est, disais-je, dans le mémoire que je viens de citer, le retour vers la désassimilation normale et la transformation de l'acide urique que marque l'émission oxalique. Il y a donc, durant le traitement hydrominéral de Vittel, une période pendant laquelle la désassimilation des éléments azotés est suractivée, et il y a élimination d'acide urique et d'acide oxalique, encore en abondance, avant que l'urée seule la remplace à peu près complètement. »

A côté de la gravelle sablonneuse, se place la gravelle proprement dite, qui offre de très nombreuses variétés. Elle se comporte, sous l'influence du traitement, d'une manière très-différente, suivant l'état des reins, la constitution et l'hygiène des individus. L'observation suivante donnera une juste idée de l'action des eaux de Vittel dans les cas les plus sérieux.

Observation n° 34 (1874). — Mme X..., 42 ans, régulièrement menstruée, mariée, deux enfants.

Arrivée à Vittel le 17 juillet 1874.

Antécédents. — Il y a quinze ans environ, névralgie frontale, douleurs dans les reins. Il y a sept ans, première colique néphrétique, durée deux jours. — Un an après, nouvelle colique de dix heures environ, émission d'un calcul, toujours sable jaune. — A peu près tous les ans une colique néphrétique.

Le 7 février 1874, colique néphrétique, calcul jaune-rouge d'acide urique. En mai 1874, nouvelle colique, calcul : depuis, quatre ou cinq coliques. En dehors des crises, tension douloureuse au niveau du rein gauche. Souvent urine chargée déposant en rouge : appétit développé, digestions généralement bonnes, quelquefois cependant selles quotidiennes, pyrosis. Obésité abdominable très-prononcée. Rien au foie. Douleur sacro-lombaire à peu près continue, pas de migraines. Quelquefois anxiété précordiale.

Traitement. — Eau de la Grande-Source, de trois à huit doses demi-verre, bains tièdes de quarante-cinq minutes, massage consécutif sur les lombes. Au troisième jour, un peu de douleur rénale pendant la boisson, émission d'urine noirâtre, muqueuse.

21 et 22 juillet même état.

Le 23, les urines charrient, à la fin de la miction, des mucosités abondantes et de nombreux sables uriques agglomérés.

Traitement. — Huit doses de trois quarts au lieu d'un demi-verre, bains généraux, douches chaudes sur les reins et les uretères jusqu'au 28. Sables rouges abondants.

Le 28, urine de nouveau noirâtre et trouble, endolorissement de la région lombaire, lassitude générale, émission abondante de sables et de mucosités.

Le 30, émission de quelques petits calculs, l'un du volume d'un grain de chènevis.

3 août. Nouvelle émission de calculs très-petits et de sables.

Le 10, au départ, région lombaire indolore et souple, urine limpide, ne contenant plus de sable à l'émission. — État général excellent.

Immédiatement après le départ, nouvelle émission abondante de sables, puis sédation pendant quinze à vingt jours, puis douleurs sourdes dans l'uretère et la vessie. Quinze jours plus tard émission sans douleur d'un calcul rouge volumineux; pas de sang. Quinze à vingt jours après, émission sans douleur d'un calcul olivaire volumineux; plus tard encore et à divers intervalles, émission de calculs plus ou moins volumineux, sans coliques néphrétiques. Le traitement suivi à Paris a été, alternativement, eau de Vittel et capsules de Génévrier.

Retour à Vittel, 5 août 1875.

Traitement. — Eau de la Grande Source, bains et douches, alternativement.

Au cinquième jour, émission, sans colique, de deux calculs d'acide urique, l'un du volume d'un pois.

Deux jours après, colique légère, une heure de durée, calcul rouge, volumineux, allongé.

Le 22, douleur lombaire, sensation de corps étranger dans l'urèthre, émission de plusieurs cylindres formés de mucosités épaisses et de sables uriques.

État général. -- Très-bon.

Peu après le retour, émission sans colique de nouveaux calculs. Depuis, il n'en a plus été expulsé qu'un. La santé générale de la malade est parfaite, mais sa constitution et son genre de vie l'obligeront, sans doute, à recourir encore à une ou plusieurs cures thermales.

Assez souvent, dans les cas de gravelle, survient une colique néphrétique, pendant ou immédiatement après le traitement hydrominéral; mais si celui-ci n'a pas été poussé avec exagération, ce n'est pas avant le douzième

ou le quinzième jour que surviennent les symptômes morbides, et encore sont-ils alors très-manifestement atténués, si bien qu'un assez grand nombre de malades n'accusent plus, en pareil cas, que les symptômes d'un simple embarras gastrique avec courbature plus ou moins marquée ; peu après, l'élimination d'un calcul montre quelle était la cause des accidents et combien l'intensité de ceux-ci a été diminuée.

Un phénomène que j'ai souvent observé, et qui est d'un grand intérêt, c'est l'existence de coliques néphrétiques, quelquefois très-violentes, non suivies d'élimination de calculs, pas même de sables ou de cristaux uriques ; on ne peut invoquer pour l'expliquer qu'une sorte de colique sèche de l'uretère, autrement dit, un spasme de celui-ci. Ces coliques rentrent, d'après cela, dans la catégorie des accidents névropathiqnes de la diathèse goutteuse. Elles sont manifestement liées à celle-ci et parfois elles se montrent très-souvent chez le même sujet, avec les mêmes caractères négatifs au point de vue de leur cause matérielle. Ce fait est d'autant plus important à connaître et noter, qu'il se retrouve dans les manifestations hépatiques de la diathèse et qu'il est souvent précédé de troubles analogues du côté de l'estomac et de l'intestin. Il est aux muscles de la vie organique ce que les crampes de la période initiale de la goutte sont aux muscles de la vie de relation.

Goutte.

Les cas de goutte que j'ai observés à Vittel se rapportent soit à la goutte diathésique héréditaire ou acquise, soit à la goutte accidentelle, affectant les unes et les autres, tantôt la forme floride, tantôt la forme torpide.

Les cas de goutte héréditaire sont les plus fréquents, surtout chez la femme; les cas de goutte acquise se montrent spécialement chez les hommes encore jeunes qui font des excès absolus ou relatifs de nourriture. La goutte accidentelle survient le plus fréquemment chez des individus dont les fonctions des reins, déjà antérieurement troublées, se sont trouvées, sous une influence quelconque, momentanément suspendues, ou considérablement ralenties. Un excès de fatigue, un excès de boisson ou de nourriture, une marche excessive, telles ont été les causes, en apparence immédiates, que j'ai eu l'occasion d'observer en pareil cas.

Au point de vue de ses formes, la goutte observée à Vittel a été spécialement la goutte à manifestations articulaires; la goutte vague a fourni aussi un contingent assez nombreux; mais, comme elle a le plus souvent donné lieu à la prédominance de tel ou tel symptôme, elle se trouve rangée dans mes classifications, soit dans le cadre de la diathèse urique à manifestations variées, soit dans celui des dyspepsies, des coliques hépatiques, des migraines, des névropathies diverses, etc., suivant l'intensité de l'un des symptômes ou sa prédominance sur les autres signes concomitants de la diathèse

Observation n° 144 (1875). — M. X..., 55 ans, vie très-fatigante de 25 à 40 ans; depuis, vie active, mais quelques excès alimentaires. Il y a douze ans environ, premier accès de goutte au gros orteil droit, puis au gauche, trois semaines de durée. Un an après, nouvel accès, même siége, huit jours de durée. Depuis, accès annuel. Ce dernier a commencé il y a deux mois et dure encore : 1° arthrite du gros orteil gauche, puis droit;

2° *idem* à gauche d'abord, puis à droite ; 3° arthrite du genou gauche ; alité pendant quinze jours. Depuis, grande sensibilité de la plante, gêne considérable dans les mouvements des pieds et du genou gauche ; 4° arthrites subaiguës radio-carpienne et métacarpo-phalangienne de l'indicateur à droite ; œdème péri-malléolaire très-étendu le soir, plus marqué à gauche. Rien de particulier du côté des voies digestives, des poumons et du cœur. Traitement : Eau de la Grande-Source, en boisson seulement ; vers la fin du traitement, amélioration sensible augmentant de jour en jour, jusqu'à rétablissement, en apparence, complet.

Depuis son séjour à Vittel jusqu'à ce jour, M. X... n'a plus ressenti ni gêne ni douleur dans les articulations primitivement atteintes ; l'accès habituel n'a pas paru.

OBSERVATION n° 50. — M. X..., 55 ans, vie très-fatigante ; chagrins, nuits souvent consacrées au travail. A 20 ans, crampes très-fréquentes et très-violentes dans les mollets. Sous l'influence des chagrins, coliques néphrétiques, calculs du volume d'un grain de chènevis, 29 environ en trois ans. Trois saisons à Vichy, amélioration très-appréciable. Pendant l'hiver 1873-1874, sept ou huit atteintes de goutte, sécheresse et amertume de l'arrière-gorge, expuition visqueuse et filante, soif vive, affaiblissement marqué, peu d'amaigrissement. Première saison à Vittel en 1874. Deux accès de goutte d'une heure de durée environ pendant l'hiver suivant, mais affaiblissement persistant, quelquefois transpirations nocturnes. Rien d'anormal du côté des voies digestives, épistaxis fréquentes. Fatigues lombaires sans exacerbation aux attaches sacro-lombaires, pas de sables urinaires; le matin léger ténesme vésical, globules rouges, 1,725,000. Le traitement a consisté en eau de la Grande-Source, en boisson seulement, pendant toute la première partie du traitement, et plus tard eau de la Grande-Source le matin et eau de la source des Demoiselles aux repas et dans la journée, à petites doses. Le résultat immédiat a été une amélioration très-sensible dans l'état général, expliquée d'ailleurs par l'augmentation très-considérable du nombre des globules rouges, qui étaient à la fin de la cure de 3,151,000, soit 1,426,000 en plus. Les résultats ultérieurs ont été aussi favorables que les résultats immédiats, et l'hiver et le printemps se sont écoulés sans qu'aucune manifestation goutteuse ait apparu.

Un certain nombre de goutteux arrivés à des périodes avancées de la maladie, quelques-uns même cachectiques, ont trouvé à Vittel une amélioration très-considérable, soit au point de vue de la diminution de la douleur et de l'augmentation de la mobilité des articulations envahies, soit au point de vue de l'état général. J'ai vu des articulations déformées, manifestement encroûtées de dépôts uratiques, entourées de tophus, être heureusement modifiées et recouvrer, du moins en partie, leur mobilité; mais ce ne sont pas là des résultats habituels. En règle générale, toutes les fois qu'il y a déformation tenant, non plus à l'état de l'articulation seulement, mais à l'os lui-même, il n'y a guère à compter sur l'action des eaux de Vittel; tout au plus, peut-on espérer, par leur emploi, arrêter la marche envahissante de la maladie. J'ai cité dernièrement à la Société d'hydrologie un cas remarquable de néphrite interstitielle et parenchymateuse d'origine goutteuse, très-heureusement modifié par le traitement suivi à Vittel (1).

Les formes de goutte qui, d'après mon observation, ont paru être le plus spécialement modifiées, sont les gouttes torpides et les gouttes florides, chez des sujets anémiques, malgré les apparences d'un tempérament sanguin.

Je ferai remarquer à ce sujet que, chez les goutteux que j'ai observés, l'anémie globulaire est la règle et l'hyperémie globulaire une exception des plus rares ; je n'ai rencontré celle-ci qu'une fois, tandis que j'ai observé un grand nombre de goutteux chez lesquels le chiffre des globules variait de 1,700,000 à 3,000,000. Le tracé sphygmographique des goutteux confirme le plus souvent les données fournies par la numération des globules ; il est généralement celui de l'anémie dans les premières périodes, et celui de l'athérome un peu plus tard.

Coliques hépatiques.

Les coliques hépatiques se présentent sous des formes très-variées, et l'observation que j'ai faite d'un grand nombre de cas me permet d'appeler l'attention sur certaines de leurs particularités. Je dirai tout d'abord que le nombre des coliques hépatiques qui se présentent avec les allures d'une gastralgie ou d'une simple dyspepsie sont très-fréquentes et qu'elles restent souvent pendant des années entières sans se manifester autrement. Nous constatons tous que, de jour en jour, à mesure que les connaissances médicales acquièrent une plus grande pré-

(1) Voir *Annales de la Société d'hydrologie médicale de Paris*, 1875-1876. — *Du traitement hydriatique de l'albuminurie*. Discussion du travail de M. Beni-Barde, par M. Bouloumié.

cision, le nombre des maladies considérées autrefois comme purement nerveuses va diminuant; aussi ne vous étonnerez-vous pas si je considère également la gastralgie comme destinée à disparaître du cadre nosologique, en tant qu'entité morbide, quand on aura étudié de plus près les maladies qui peuvent lui donner naissanee, et en premier lieu les troubles de la fonction hépatique.

La forme classique est néanmoins la plus fréquente de celles que nous avons l'occasion d'observer, peut-être parce que c'est la seule qui soit généralement reconnue; mais encore, dans celle-là, voyons-nous souvent le paroxysme douloureux débuter par une véritable douleur gastralgique, qui dure plus ou moins longtemps, sans coexistence d'autres phénomènes.

Au point de vue de leur origine, les coliques hépatiques peuvent être rapportées à un état diathésique ou á un état accidentel; dans ce dernier cas, elles peuvent être spontanées, primitives ou secondaires; elles peuvent résulter, comme les coliques néphrétiques, soit d'un spasme dû à l'action directe d'un produit de secrétion hépatique anormal, soit d'une inflammation des voies biliaires de cause locale ou de cause intestinale, soit enfin, et c'est là le cas, sinon le plus fréquent, du moins le plus fréquemment décrit, de la présence et de l'engagement, dans les canaux biliaires, d'un corps étranger, calcul, sable ou agglomération de mucus ou de bile concrète.

Mon confrère, M. Patézon, a réuni dans un travail spécial (1), un grand nombre de faits de coliques hépatiques observées à Vittel; je ne citerai, parmi ceux que

(1) *Des Coliques hépatiques et de leur traitement par les eaux de Vittel*, par le Dr Patézon, 1872. Delahaye.

j'ai recueillis, que ceux qui me paraissent le mieux pouvoir servir de type, sans cependant en fournir un de chacune des catégories que j'ai désignées plus haut (1).

Observation n° 27 (1874). — Mme X..., 24 ans, mariée, deux enfants, arrivée à Vittel le 7 juillet 1874.

Antécédents. — Après la première couche, il y a quatre ans, *phlegmatia alba dolens* : peu de jours après la dernière couche, constipation légère, puis diarrhée intense à la suite d'un lavement savonneux, trente-quatre selles dans deux jours, ténesme rectal; coliques, selles muqueuses, pas de sang; aussitôt après cette diarrhée. douleur très-violente dans la région épigastrique, les reins et le dos tout entier. Gêne respiratoire très-intense, crise considérée alors comme un accès d'angine de poitrine, deux heures environ de durée. Cessation brusque et complète environ pendant trois heures, puis retour de la douleur, mais avec moins de gêne respiratoire. Vomissements alimentaires et bilieux excessivement abondants pendant trois heures environ : puis diminution, mais non cessation complète de douleur. Depuis, vomissements après le repas du soir.

Le 4 avril, crise avec douleur vive du côté du foie, vomissements.

Le 5, quelques cuillerées de thé seulement au repas, douleur pendant trois quarts d'heure.

Les 6 et 7, pas de crise. Douleur le soir, surtout après

(1) Dans un travall que j'ai publié depuis le jour où cette communication a été faite, j'ai rapporté un certain nombre d'observations et j'ai insisté sur le mode d'action des eaux de Vittel et sur les indications de leur emploi dans les maladies hépatiques. — *Discussion sur les coliques hépatiques et leur traitement par les eaux minérales ; clinique de Vittel*, par le Dr P. Bouloumié.

le repas ; constipation, selle diarrhéique dès que la malade mange. — Diagnostic : Gastralgie. — Traitement : Bismuth et eau de Vichy, constipation. — Nouveau traitement : Pepsine et élixir de Garus. Une sorte de tumeur bien circonscrite de la grosseur d'un œuf et formée sans doute par la vésicule biliaire est constatée.

Le 24 mai, colique hépatique durant jusqu'au 25 mai.

Le 8 juin, nouvelle colique. Depuis douleur dans le ventre au niveau du foie et dans les reins. Leucorrhée abondante, troubles dyspeptiques, constipation.

A l'arrivée : Appétit peu développé, capricieux, tympanisme, borborygmes, renvois alimentaires ; douleur épigastrique, gêne respiratoire. Lassitude générale et somnolence après les repas, constipation. Douleurs spontanées au niveau du foie. Gêne douloureuse dans le côté droit du bas ventre. Leucorrhée abondante. Facies pâle ; lèvres et gencives décolorées. Œdème accidentellement au membre inférieur droit, du côté où a siégé la phlegmasie blanche.

Pas de tumeur, mais empâtement de toute la région du foie, sensibilité à la pression au niveau de la vésicule, spécialement légère augmentation de volume du lobe droit. Empâtement de la région ovarique droite, douleur à la pression, pas de tumeur appréciable. Rien au cœur ni aux poumons.

Traitement. — Eau de la Grande-Source, de quatre doses d'un tiers de verre à huit doses de deux tiers de verre, progressivement ; tous les jours un grand bain avec injections vaginales, de quinze à vingt minutes.

Le 17 juillet, urines abondantes, limpides, contenant un peu de sable, selle normale spontanée.

Le 18, eau de la source Salée, de cinq doses de trois

quarts de verre à huit doses de trois quarts de verre. Alternativement bains avec injections vaginales et douches sur le foie et l'ovaire.

Le 30, pendant le traitement, deux fois diarrhée légère ; quelquefois coliques passagères liées à la constipation, pendant les premiers temps de la cure. Appétit bon, digestion encore lente mais sans douleur, sans renvois, ni gazeux ni alimentaires ; selle quotidienne facile, normale ; quelquefois pas de douleur au foie spontanée ou provoquée, obésité abdominale diminuée J'ai revu la malade depuis et j'ai eu plusieurs fois de ses nouvelles ; l'amélioration a été en augmentant de plus en plus et aucun accident gastro-hépatique ne s'est manifesté depuis plus d'un an et demi.

OBSERVATION n° 36 (1874). — Mme X..., 49 ans, irrégulièrement menstruée depuis un an, mariée, un enfant.

Antécédents. — De tout temps, dyspepsie. En 1859, péritonite, six semaines au lit. Depuis, au printemps et en automne, crises avec vomissements, douleurs épigastriques, douleurs névralgiques entre les accès. Le ventre est resté très-sensible pendant dix ans environ, sans péritonite nouvelle. En 1865, coliques hépatiques. En 1868, nouvelle crise, suivie d'ictère. En 1870, dysménorrhée et hémorrhoïdes. En janvier 1870, vomissements bilieux avec douleur dans l'épaule et le côté droit, et céphalalgie intense précédée de ballonnement très-marqué du ventre, avec constipation ; raideur et douleurs dans le bras gauche et le bras droit alternativement, puis dans les membres inférieurs. Une saison à Vittel, en 1867, avait amené une amélioration très-sensible, augmentée depuis par trois saisons successives (1868, 1869, 1870) ; plus de coliques hépatiques ni d'ictère.

Actuellement : Pas d'appétit, digestion difficile des substances grasses, des farineux et des crudités, quelquefois émission de gaz non nidoreux, selle quotidienne dure, mais de deux jours l'un, à l'aide d'un lavement. Point douloureux au foie, sensibilité à la pression, légère augmentation de volume du lobe droit. Rien ailleurs.

Traitement. — Eau de la Grande-Source remplacée, après quatre jours, par eau de la source Salée, de six à huit doses de trois quarts de verre. Dès le septième jour, disparition du malaise stomacal et de la douleur du foie ; il y a deux ou trois selles purgatives pendant la boisson. Rien de particulier pendant le traitement.

État au départ. — L'appétit est développé, les digestions sont très-bonnes, il n'y a plus de renvois gazeux ou alimentaires, pas de douleurs d'estomac pendant la digestion ou à jeun. Plus de douleurs au niveau du foie. Obésité abdominale diminuée de 13 centimètres ; mouvements partiels faciles, marche non pénible, même pendant un temps très-long. Force et agilité notablement augmentées.

OBSERVATION n° 116 (1875). Mme X..., 40 ans, mariée, un enfant, arrivée le 11 juillet 1875.

Antécédents. — De tout temps constipation, selle tous les quinze jours environ, jusqu'à vingt-cinq ans. A vingt-cinq ans, fièvre gastrique ; à vingt-huit ans (1867), grossesse accompagnée d'apepsie et vomissements ; deux ou trois selles par semaine depuis cette époque ; six semaines après, accouchement, métrorrhagie abondante ; deux mois après, colique hépatique à forme gastralgique nommée crampe d'estomac, huit jours de durée. En 1873, sept ans après, nouvelle colique très-intense, seize jours de durée, séparée par une rémission de deux jours, calcul biliaire constaté ; appétit toujours peu développé, digestions pénibles, constipation opiniâtre, pas de selle sans lavement. Il y a quinze jours, coliques hépatiques, quatre jours de durée d'abord, un jour de calme, quatre jours encore. Durée totale, neuf jours.

A l'arrivée : Faiblesse générale très-marquée, anémie, anorexie, digestion douloureuse, constipation opiniâtre ; pas de douleurs au foie, sensation de froid très-marquée à l'épigastre, quelquefois crampes dans les jambes, pas de tuméfaction du foie ni de la vésicule, sensibilité exagérée à la pression au niveau du creux épigastrique seulement.

Traitement. Eau de la source Salée, de trois doses de trois quarts de verre à huit doses de deux tiers, et plus tard trois quarts de verre progressivement, vingt minutes d'intervalle entre les doses ; un grand bain tous les jours, alterné plus tard avec douches locales.

Le 12 juillet, colique hépatique, sept heures de durée.

Le 19, nouvelle colique, quatre heures de durée.

Le 20, colique hépatique très-légère.

Du 23 au 25, colique hépatique violente, avec rémittence, calcul volumineux blanc jaunâtre, à facettes.

Le 30, les forces ont augmenté ; l'appétit est assez développé, les digestions faciles ; trois selles par jour pendant la boisson, plus de douleur dans le dos.

Jusqu'au départ (12 août), l'amélioration obtenue se maintient et augmente même de jour en jour; les fonctions digestives sont régulières et aucun symptôme des coliques antérieures ne s'est manifesté. La malade n'en a plus ressenti depuis, et les fonctions digestives sont relativement en très-bon état.

Les coliques hépatiques diathésiques ou autres sont plus fréquentes chez la femme que chez l'homme, du moins d'après ce que j'ai pu observer. Est-ce aux habitudes sédentaires de la femme, à l'influence de la fonction menstruelle, à l'usage du corset qu'il faut rapporter cela? Je ne veux pas le discuter ici.

Calculs vésicaux

Parmi les calculs vésicaux que j'ai observés à Vittel, les uns étaient de cause locale et formés de phosphate ammoniaco-magnésien, de phosphate de chaux, d'urate de soude ; ils avaient été engendrés par une inflammation chronique de la muqueuse vésicale ; les autres étaient d'origine rénale ; suivant qu'ils s'étaient développés avec une plus ou moins grande rapidité, qu'ils étaient, par conséquent, généralement plus poreux et à surfaces moins lisses, ils constituaient une contre-indication plus formelle du traitement hydrominéral.

Un certain nombre de malades, bien que représentant une partie des symptômes rationnels de la pierre, sont parfois, à cause du catharre vésical concomitant, adressés à Vittel. D'après mes observations, je peux dire que toutes les fois qu'un calcul vésical ou un fragment résultant d'une opération ne dépasse pas 1 centimètre dans l'un de ses diamètres, il a de grandes chances d'être expulsé ; mais cette tentative ne doit jamais être faite qu'avec les plus grands ménagements. Dans bien des cas, en effet, dans ceux surtout où l'on a affaire à une pierre poreuse et couverte d'aspérités, une séance bien faite de lithotritie serait en même temps plus sûre dans ses effets, et peut-être plus bénigne dans ses conséquences. En résumé, des calculs vésicaux durs ou mousses ne dépassant pas le volume de 6 à 8 millimètres, sont généralement expulsés sans accident par l'usage des eaux. Des calculs plus volumineux sont aussi expulsés assez souvent, mais pour arriver à ce résultat il faut que la cure soit poussée assez activement, et par conséquent, tout d'abord, que l'état de la vessie aussi bien que la conformation et le siège de la pierre le permettent.

J'ai là une série d'observations de calculs plus ou moins volumineux qui sont sortis spontanément pendant le cours du traitement suivi à Vittel ; quelques-uns proviennent de malades qui avaient antérieurement subi la lithotritie ; ils s'étaient développés soit sous l'influence d'une affection vésicale, soit par suite du séjour d'un petit fragment passé inaperçu. Deux d'entre eux proviennent d'un malade qui subit, à l'âge de huit ans, la taille hypogastrique et, à 53 ans, la taille périnéale prérectale. La vessie, en très-mauvais état d'ailleurs, a continué, même après la cure à Vittel, à fabriquer des phosphates ammoniacaux-magnésiens qui ont nécessité, durant l'hiver, quelques séances de lithotritie. Je suis néanmoins convaincu qu'on pourrait arriver dans ce cas, par l'usage des eaux seulement, à modifier suffisamment l'état de la muqueuse vésicale et de la nutrition en général pour amener une guérison.

Les calculs vésicaux, poreux, siégeant surtout autour du col de la vessie, irritant facilement la muqueuse par leur contact, me paraissent contre-indiquer formellement l'usage des eaux diurétiques. Parmi les calculs descendus des reins et nourris dans la vessie, il en est quelques-uns que l'on est assez heureux pour voir se fragmenter spontanément et sortir par morceaux, sable et débris analogues à ceux qui résultent de la lithotritie : j'en ai cité un cas très-remarquable à la Société de médecine de Paris, et je l'ai rapporté en détail dans ses comptes-rendus (1) ; aussi ne ferai-je que vous le signaler en passant et vous montrer les pièces. M. Patézon a observé à Vittel un cas à peu près analogue, et M. Debout en a signalé deux qu'il a observés à Contrexéville.

Si je parle de ces faits, ce n'est nullement pour donner à celui qui porte une pierre dans la vessie le dangereux espoir d'une guérison par un procédé médical quel qu'il soit ; la fragmentation spontanée est une heureuse exception, mais une exception très-rare. Je n'ai pu en relever que 59 cas dans les auteurs et, parmi ces 59 cas, dans 25 seulement il paraît y avoir eu expulsion complète des fragments sans intervention chirurgicale. Ce ne sont guère que les pierres d'acide urique et d'urates qui se fragmentent ; un cas seulement de pierre vésicale crayeuse et spontanément fragmentée est rapporté dans les auteurs : il est dû à Deschamps. Quant à la dissolution et à l'espoir de guérison qu'elle peut donner au malade et au médecin, quel que soit le procédé employé, elle est encore, aujourd'hui du moins, absolument impossible à espérer d'une manière générale.

Un mot, avant de quitter ce sujet, sur la prétendue utilité des eaux de Contrexéville et de Vittel *comme moyen de diagnostic de la pierre.*

Comme vous le savez, Messieurs, on a dit et on répète tous les jours qu'un excellent moyen de rendre évidente

(1) Comptes-rendus de la Société de médecine de Paris, séance des 22 avril et 13 mai 1876. — *Fragmentation spontanée des calculs vésicaux*, par le Dr Bouloumié.

la présence d'une pierre vésicale, consiste à envoyer son malade à l'une de ces stations et à lui faire boire à outrance leurs eaux diurétiques. Eh bien, Messieurs, permettez-moi de vous dire que c'est là, à tous les points de vue, un très mauvais moyen, très souvent infidèle et le plus souvent dangereux, quand il n'est pas infidèle. Les eaux minérales dont je parle masquent en effet fréquemment les symptômes de la pierre au lieu de les exagérer, et leur emploi comme moyen de diagnostic est dès lors illusoire ; il ne peut d'ailleurs rien démontrer qu'un simple cathétérisme explorateur bien fait ne puisse démontrer plus sûrement dans l'immense majorité des cas, et il retarde le moment d'une intervention chirurgicale efficace. C'est ainsi que j'ai observé cette année même deux malades, porteurs de pierres vésicales déjà anciennes, dont l'un faisait disparaître la cystite symptomatique en buvant à dose modérée de l'eau de Vittel, soit à la source, soit chez lui ; dont l'autre avait déjà fait usage des eaux de Vichy, de Contrexéville et de Vittel, aux sources mêmes, sans aucun succès au point de vue du diagnostic de la pierre vésicale dont il était porteur et que j'ai très-facilement constatée par l'introduction de l'explorateur de Thompson. L'usage des eaux, loin d'exagérer les symptômes, a, au contraire, chez ces deux malades, amené du côté de la vessie, de la sécrétion urinaire et de l'état général, de si heureuses modifications, que le traitement chirurgical a été par cela même grandement facilité ; poussé plus activement, il fût sans aucun doute devenu dangereux. Mais cette amélioration manifeste dans les symptômes de la pierre prouve l'insuffisance du traitement hydrominéral *comme moyen de diagnostic*, aussi bien que l'aggravation observée dans les cas suivants prouve les dangers inhérents à son emploi intempestif : J'ai vu notamment chez deux malades, chez lesquels l'existence de la pierre vésicale avait été méconnue, des accidents formidables de cystite, avec fièvre intense, se déclarer promptement et non-seulement retarder le moment d'une intervention chirurgicale indispensable, mais compromettre la vie des malades. J'ai donné en outre des soins à un malade qui, dans les mêmes conditions que les précédents, avait fait usage l'année précédente des eaux de Contrexéville et avait été en proie aux mêmes accidents. Chez lui comme chez les précédents, l'effet des eaux, joint à la fatigue du voyage, a manifestement aggravé l'état local et l'état général.

Les eaux minérales constituent donc un *moyen de diagnostic de la pierre vésicale* souvent infidèle et parfois dangereux, qui ne saurait être à bon droit conseillé par le médecin.

Cystite et catarrhe vésical.

Les cystites subaiguës et chroniques primitives ou consécutives et les catarrhes vésicaux sont encore au nombre des maladies fréquemment observées, le plus souvent améliorées et assez souvent guéries à Vittel. Je n'en citerai que deux exemples, l'un de cystite subaiguë du col principalement chez un homme jeune, l'autre de catarrhe vésical chez un vieillard, et je renverrai ceux d'entre vous qui désireraient de plus amples renseignements sur ce sujet, soit aux observations que j'ai là, soit à ma thèse inaugurale (1).

(1) *Du catarrhe vésical et de son traitement par les eaux de Vittel.* Strasbourg, 1866.

Le fait suivant étant celui d'un malade atteint en même temps de prostatite subaiguë et de cystite du col, je le choisis de préférence, parce qu'il me dispensera de vous en citer d'autres en vous parlant des prostatites :

OBSERVATION n° 31. — M. X..., 28 ans (Suez).

Antécédents. — Malade depuis deux ans et demi. Antérieurement trois gonorrhées; dans le cours de la première, hématurie ; vers la fin de la dernière, mai 1871, après une longue course à cheval, urines très-limpides ; le lendemain, rétention complète. Cathétérisme tenté vainement, émission goutte à goutte pendant deux jours ; après, urines limpides et pâles, mictions fréquentes.

De 1872 à 1873, miction facile, mais ténesme vésical, pesanteur à l'anus et au col de la vessie. Urines limpides, peu colorées, laissant déposer, par le repos, une couche blanchâtre adhérente aux parois du vase.

En 1873, voyage en France, amélioration. Retour en Égypte le 1er juin 1874 ; sans cause appréciable, cystite aiguë bien caractérisée. Du cinquième jour, miction très-difficile, goutte à goutte ; durée quinze jours.

Actuellement. — A l'arrivée à Vittel, de 14 à 16 mictions dans la journée, de 1 à 3 mictions pendant la nuit ; hésitation dans l'issue du jet, émission de 90 à 150 grammes au maximum ; ténesme vésical très-marqué, généralement le matin, après le repas du jour et celui du soir, et après une fatigue quelque légère qu'elle soit. Assez souvent émission spermatique au dire du malade, après les garde-robes ou les mictions. Gêne vers la symphyse pubienne, devenant douleur par la fatigue ; pesanteur au périnée très-accusée, exagérée par l'envie d'uriner et l'impression ; constipation habituelle en

Égypte ; moral affecté. — *Examen* : Méat étroit ; varicocèle à gauche ; urèthre indurée sur une étendue de 2 centimètres et demi, en arrière du scrotum ; douleur par la pression de l'abdomen au-dessus de l'arcade pubienne. — *Toucher rectal.* Prostate, induration du lobe droit, plus sensible que le gauche. Rien ailleurs ; par la compression intrarectale de la prostate, suintement blanchâtre de liquide prostatique, non purulent, sans spermatozoïdes.

Traitement. — De trois à six doses d'un tiers de verre, progressivement, d'eau de la Grande-Source, deux tiers de verre le soir et un grand bain tous les jours. S'il y a constipation, eau de la source Salée. Ayant pris par erreur des doses d'un verre entier au lieu d'un demi, a éprouvé, durant la nuit, des envies très-fréquentes d'uriner et des douleurs erratiques dans le bas-ventre et les cuisses ; de 20 à 25 mictions en vingt-quatre heures, plusieurs consécutives de 40 à 50 grammes chacune. Un bain de siège et un grand bain. Une décoction de graine de lin et un lavement consistant de farine de graine de lin calment ces symptômes. Je peux pratiquer le cathétérisme avec une bougie exploratrice en gomme, n° 12 ; je constate un rétrécissement mou d'un centimètre. Sensibilité non excessive mais très-exagérée du canal au niveau de la prostate.

20 juillet. La bougie métallique n° 25 pénètre facilement, mais elle est, à la région prostatique, légèrement déviée à gauche.

Traitement. — Eau de la Grande-Source, *ut suprà.* Bains et bains de siège tièdes. Cathétérisme avec les bougies métalliques de Béniqué.

Le 29, la miction qui suit le cathétérisme est douloureuse, mais les suivantes sont notablement plus faciles. — Même traitement, sauf bains de siège froids au lieu de bains de siège tièdes.

3 août. Le nombre des mictions a diminué d'un tiers environ. Elles sont plus abondantes et plus faciles.

Le 5, l'état général est très satisfaisant, mais il a encore des envies plus fréquentes d'uriner qu'à l'état normal. Un peu d'hésitation dans l'issue du jet, léger suintement uréthral au réveil, sensation douloureuse par moments, siégeant toujours en arrière de la symphyse pubienne, sensation de poids au périnée et à l'anus.

Je fais prendre au malade 15 jours de repos. Après 8 jours de repos, n'a plus que 7 ou 8 mictions en vingt-quatre heures. En général, plus de mictions pendant la nuit, persistance de la douleur en arrière du pubis, pesanteurs périnéale et rectale très-diminuées.

Le 21, appétit très-bon ; selles quotidiennes, régulières, faciles. Le traitement est repris, mais avec l'eau laxative de la Source Marie, de quatre doses d'un tiers de verre à doses de trois quarts de verre. Un bain de siège frais tous les jours pendant quatre jours, puis douches périnéales dans le bain de siège, à eau courante, et des douches froides générales. — Continuation du traitement par les bougies Béniqué.

5 septembre. La sensation de pesanteur au périnée n'a pas reparu depuis le 1er septembre. Les mictions sont en nombre normal et ne sont plus sujettes aux excessives variations des premiers jours.

Le 8, au départ, même état ; le jet se fait rarement attendre, il est plein et fort ; les urines sont limpides et normales, leur émission n'est pas suivie de celle de cylindres blanchâtres, d'urate de soude, ou de liquide prostatique. La quantité d'urine émise à chaque miction est toujours considérable.

Toucher. — Prostate de volume, de consistance et de sensibilité normaux ; plus de liquide prostatique par compression.

Cathétérisme. — Sensibilité uréthrale normale, souplesse normale dans toute l'étendue du canal ; le cathéter n'est plus dévié au niveau de la prostate.

Voies digestives. — Appétit développé, digestions normales, selles régulières et molles ; sensation de plénitude du rectum disparue, état général très-bon.

Les dernières nouvelles reçues du malade, il y a six mois, c'est-à-dire quatorze mois après la cure faite à Vittel, annonçaient que les résultats obtenus persistaient encore et qu'aucun accident uréthro-vésical n'était survenu depuis le retour en Égypte.

OBSERVATION n° 2 (1874). — M. X..., docteur-médecin, 71 ans, arrivé à Vittel le 30 mai 1874.

Antécédents — Catharre vésical survenu par refroidissement. Dix-huit mois de durée. — Traitement : Eau de Cauterets.

En 1868, aggravation, hiver très-pénible.

En 1869, saison à Gignois, très-notable soulagement ayant duré trois mois, après lesquels retour des accidents.

État à peu près le même jusqu'en 1872 (hiver).

En 1873, insomnie, amaigrissement. Insomnie due aux envies fréquentes d'uriner (8 à 10 fois par nuit) ; n'a jamais rendu de sables ou de graviers.

En 1874, tous les accidents ont augmenté d'intensité pendant les hivers 1873, 1874 ; aggravation des symptômes du côté de la vessie, des voies digestives et de l'état général ; urines purulentes. — Amélioration, disparition du dépôt purulent sous l'influence des eaux de Vittel, prises à domicile.

A l'arrivée (1874): 5 ou 6 mictions pendant la nuit, 10 pendant le jour environ ; pas de douleur ni pendant ni entre les mictions ; émission involontaire de quelques gouttes, pendant le nuit seulement et durant le sommeil. Les urines sont moins chargées, blanches et lactescentes, odeur fétide, réaction légèrement acide ; dépôt purulent, épais, dense, et parcelles blanches divisées. Le cathétérisme amène toujours une aggravation notable.

Appétit conservé, digestions lentes et pénibles pendant quatre heures environ, constipation, matières très-dures, selles tous les trois jours. Douleurs sourdes, sensation d'un poids au périnée. Nutrition insuffisante, amaigrissement augmentant de jour en jour. Rien ailleurs.

Poids du corps, 61 kilos.

Traitement. — Eau de la Grande-Source, de trois doses d'un demi-verre à six doses d'un tiers de verre.

7 Juin. Amélioration appréciable, mictions involontaires, en général, un peu moins fréquentes pendant la nuit, sauf pendant la nuit précédente.

Cathétérisme. — Rétrécissement valvulaire à l'entrée de la portion membraneuse, pas de corps étrangers dans la vessie ; induration des parois vésicales, surtout à gauche ; stagnation, 170 grammes. Capacité de la vessie considérable, malgré l'hypertrophie très-marquée des parois.

Toucher rectal. — Rien à la prostate.

Traitement. — Le même, plus, tous les deux jours, cathétérisme évacuateur pendant six jours.

Au départ (27 juin) : État général très-satisfaisant, appétit bon, digestions bonnes, selles quotidiennes, faciles actuellement. Pendant le traitement, il y a eu d'abord des alternatives de diarrhée et de constipation, puis après dix jours, régularisation des fonctions digestives, qui s'est maintenue jusqu'aujourd'hui. Pas de douleurs au périnée. Dans les membres inférieurs, plus de soubresauts ni de douleurs. Marche plus facile, sommeil meilleur ; forces plus grandes : poids du corps, 63 kilos ; donc augmentation de 2 kilos.

État local. — Envies d'uriner beaucoup moins fréquentes pendant le jour, aussi fréquentes pendant la nuit. Douleur à peu près nulle, émission plus facile, jet plus vigoureux. Urines en général moins muqueuses, plus colorées, moins fétides. Dépôt notablement moins abondant.

Pendant l'hiver 1874-1875, le retour offensif de la maladie a été bien moins marqué que durant les années précédentes ; le malade a fait usage d'eau de Vittel, Grande-Source seulement ; il a pratiqué de temps à autre le cathétérisme évacuateur.

Au printemps de 1875, le mucus et le pus paraissent avoir entièremement disparu, et à son retour à Vittel, en 1875, je constate : état général très-bon, forces revenues, appétit et digestion normaux : constipation, quatre ou cinq mictions par jour, deux par nuit. Urines limpides, à peu près normales, contenant des globules de pus en très-petit nombre. Le rétrécissement, qui siège à la partie antérieure de la portion musculeuse du canal, est facilement franchi actuellement avec le cathéter Béniqué n° 30.

Traitement. — Cathétérisme tous les deux jours ; eau de la Grande-Source.

L'amélioration s'affirme de plus en plus pendant le cours du traitement, et le malade quitte Vittel dans les meilleures conditions locales et générales ; le nombre des mictions est normal pendant le jour, et de deux pendant la nuit ; il n'y a pas de mictions involontaires si le malade a soin de vider sa vessie par le cathétérisme au moment du coucher.

Prostatites.

Ayant justement choisi parmi les observations de cystite du col celle d'un homme jeune encore qui présentait, en même temps que la cystite, une prostatite subaiguë, je n'insisterai pas sur cette partie de ma communication. Je dirai seulement que ce n'est qu'aux cas de prostatite subaiguë ou chronique accompagnée ou non d'engorgement que peuvent s'adresser les eaux de Vittel, et j'ajouterai que c'est dans les formes plutôt catarrhales que parenchymateuses qu'elles peuvent donner de bons résultats (1). Quand l'hypertrophie vraie a envahi la glande, il est évident que le traitement hydrominéral est absolument insuffisant, et il ne peut plus dès lors être indiqué ou contre-indiqué que par les symptômes concomitants accusés du côté de la vessie ou de l'urèthre. En règle générale, je crois qu'en pareil cas des eaux comme celles de Vichy, en bains locaux et généraux, et des eaux très-faiblement minéralisées comme celle d'Evian, en boisson, seraient plus utiles que celles de Vittel et celles de Contrexéville surtout, qui souvent, par une stimulation trop vive des contractions vésicales, peuvent amener des accidents aigus du côté de la vessie ou des reins.

(1) *Considérations générales sur la pathogénie des maladies de la prostate et prostatite subaiguë.* Dr P. Bouloumié, 1874.

Je possède deux observations très-intéressantes de prostatite subaiguë avec écoulement uréthro-prostatique compliqué de spermatorrhée dans un cas, et d'affaiblissement génital marqué dans l'autre, guérie par le traitement suivi à Vittel. — Eau de la Grande-Source et de la source Salée dans un cas, eau de la Grande-Source et de la source des Demoiselles dans l'autre, administrées concuremment avec l'hydrothérapie.

Rétrécissements.

Les rétrécissements de l'urèthre ne sauraient être guéris par une cure thermale, sans le secours d'autres moyens ; mais assurément, dans un grand nombre de cas, la guérison d'un rétrécissement uréthral m'a paru chose infiniment plus bénigne et plus facile pendant le cours du traitement hydrominéral suivi à Vittel que dans les conditions ordinaires de la vie. Ce ne sont guère d'ailleurs que les rétrécissements compliqués qui arrivent jusqu'à nous ; les uns sont accompagnés de contracture du col de la vessie, spasmes uréthro-cystiques, les autres de cystite subaiguë ou chronique, de catarrhe vésical, de néphrite, etc.

En ayant soin de marcher prudemment dans le traitement à faire suivre aux malades, les rétrécissements ne donnent, en général pendant la durée de la cure, lieu à aucun accident sérieux ; mais autant on doit être prudent au début, aussi bien dans l'emploi des eaux que dans celui des moyens chirurgicaux, autant l'on peut et l'on doit avancer hardiment dans le traitement dès que le canal livre un passage suffisant à l'eau qu'on fait ingérer, et, je ne crains pas de le dire, la dilatation uréthrale est grandement facilitée par l'usage des eaux de Vittel et des bains qui forment en pareil cas le complément presque obligé de la cure. Je ne citerai qu'un cas de rétrécissement, remarquable par la gravité de l'état local, les complications du côté de l'appareil urinaire et les mauvaises conditions créées par l'imminence d'accès fébriles :

M. X... m'est adressé à Vittel par M. le Dr Pitois, de Rennes, qui me donne les renseignements suivants, que je lis textuellement :

« M. X..., âgé de 40 ans, livré dès l'âge de 15 à 34 ans à un travail très-dur ; le régime se ressentait du genre de travail, un peu d'abus de boissons ; deux gonorrhées, dont la dernière s'est prolongée plusieurs années. S'est marié à 24 ans, resté veuf à 32 ans. Dès l'âge de 22 ans, M. X... a éprouvé des difficultés très-grandes dans l'émission des urines. A 25 ans, ont débuté des rétentions de nature essentiellement spasmodique, puisque l'on pouvait introduire des bougies de 7 à 8 millimètres, et cela sans effort.

« Cet état a duré quatre ou cinq ans, puis les rétentions sont devenues organiques, des rétrécissements ont été constatés, et chaque fois que l'on a tenté de les franchir, il est survenu des accès de fièvre excessivement intenses, prenant le type quotidien, s'accompagnant au début de vomissements opiniâtres et bilieux, et ne cédant qu'à de fortes doses de sulfate de quinine.

« Il y a trois ans que cet état dure, avec des alternatives de pire et de mieux : une saison à Vichy, en 1869, n'a amené qu'une amélioration passagère. Depuis la vessie est devenue malade à son tour. La miction est longue et difficile. Entre temps, les urines sont mélangées d'un mucus blanc jaunâtre, visqueux, filant, en quantité énorme.

« Depuis deux ans, impossible de faire franchir le col à une sonde, grâce surtout à l'énorme excitabilité nerveuse du malade. »

A l'arrivée à Vittel, je constate : mictions très-fréquentes (10 pendant le jour et autant pendant la nuit).

Miction goutte à goutte, quelquefois arrêt brusque. Efforts d'expulsion considérables, amenant de l'incontinence fécale. Élancements dans la verge, douleurs très-vives au bas-ventre, continues, avec exacerbation sous l'influence d'un effort de miction ou autre, quelquefois douleur à la fin de la miction.

L'incontinence est à peu près continue, urines boueuses et fétides ; catarrhe purulent de la vessie. Appétit bon, constipation légère. Hémorrhoïdes fluentes. État général relativement très-bon, mais teint subictérique ; forces un peu diminuées.

Traitement. — Eau de la Grande-Source, de 3 à 6 doses d'un tiers de verre, bains tièdes prolongés ; bromure de potassium de 1 à trois grammes par jour progressivement.

20 juin. Émission de l'urine un peu plus facile.

Le 23, cessation du bromure ; sulfate de quinine, 60 centigrammes en trois doses.

Cathétérisme explorateur. — Un rétrécissement très-serré à 13 centimètres 1/2 du méat ; une bougie exploratrice du nº 6 est engagée très-difficilement.

Le 25, une bougie nº 2 arrive jusqu'à 14cm,5, sans pouvoir être poussée au-delà. J'engage le malade à aller se faire opérer à Paris, sauf à revenir à Vittel pour y traiter le catarrhe vésical concomitant.

Le 26, le malade n'a pas eu de fièvre ; il me demande instamment de renouveler les tentatives de cathétérisme et de le garder en traitement.

Traitement. — Un grand bain de 300 à 400 grammes d'eau de la Grande-Source, coupée avec quantité égale de décoction de graine de lin. Sulfate de quinine, 50 centigrammes tous les jours ; extrait de quinquina, 2 grammes par jour.

Accès de fièvre complet, mais léger, trois heures de durée en tout.

Le 30, il n'y a plus eu de fièvre. La bougie no 2 arrive jusqu'à 19 centimètres. Une bougie n° 6 traverse le rétrécissement.

10 juillet. N'a plus eu de fièvre depuis le 28 juin ; quelques purgatifs ont fait disparaître quelques symptômes d'embarras gastrique. Le sulfate de quinine a été suspendu le 1er juillet, l'extrait de quinquina continué.

Le 28, introduction dans la vessie de l'explorateur de Thompson, pas de pierre, induration des parois latérales, surtout à droite, et du bas-fond de la vessie.

Du 30 au 3 août, plusieurs mictions abondantes, à peu près toutes de 200 grammes ; l'une d'elles de 325.

Le 3, hémorrhagie à la suite du cathétérisme avec le cathéter de Béniqué n° 43. Dans la nuit expulsion de caillots, douleurs vives, cathétérisme par le malade lui-même, très-facile, avec une sonde en gomme no 18.

Le lendemain injection vésicale froide avec la sonde à double courant, arrêt de l'hémorragie. Depuis, mictions faciles et abondantes avec jet vigoureux.

Depuis ce moment jusqu'au départ, persistance de l'amélioration obtenue du côté de l'urèthre ; augmentation progressive de celle qui est déjà constatée du côté de la vessie, des urines et de l'état général. Incontinence nocturne très-diminuée, incontinence fécale disparue.

Jusqu'à la fin de novembre, amélioration progressive ;

par le froid et l'humidité, urines redevenant chargées, sans muco-pus adhérent au vase ; quelques stries de sang par travail exagéré, douleurs lombaires, pesanteur au périnée, quelquefois élancements dans la verge ; mictions toujours faciles et indolores ; cathétérisme tous les quinze ou trente jours, plus d'accès de fièvre. État général très-satisfaisant.

Au retour du malade à Vittel, 4 juillet 1875, je ne constate plus que : incontinence nocturne seulement ; mictions fréquentes au réveil et après le repas du matin, hésitation dans l'issue du jet ; urines troubles pendant la nuit, limpides pendant le jour ; quelquefois stries de sang après promenade en voiture.

Exploration, pas de pierre.

Traitement. — Eau de la Grande-Source, bains de siége frais d'abord, puis froids à eau courante. Cathétérisme : le premier jour le cathéter Béniqué nº 40 passe facilement après introduction des nºs 32, 34, 36 et 38 ; dilatation progressive et complète, poussée jusqu'au nº 60 en quatorze jours, époque depuis laquelle l'incontinence nocturne a définitivement disparu. Disparition progressive des symptômes morbides.

Névropathies

A côté des lésions anatomiques de l'urèthre, de la prostate et du col de la vessie, viennent se placer des affections à marche irrégulière et à symptômes variables, qui sont le plus souvent sous la dépendance de celles-ci, mais assez souvent aussi sous la dépendance directe de la diathèse urique : je veux parler des névropathies uro-génitales qui s'observent si souvent dans les maladies des voies urinaires et dans l'état goutteux. Elles atteignent le plus souvent les hommes livrés aux travaux de l'esprit et plus particulièrement, me semble-t-il, d'après mes observations personnelles, les hommes qui se livrent aux méditations religieuses, aux idées mystiques et qui, par leurs serments, se trouvent condamnés au célibat.

Ces malades, qui ne tardent pas à s'exagérer la gravité de leur mal, trouvent malheureusement, assez souvent, dans leur médecin un incrédule qui les désespère en cherchant à leur persuader qu'ils n'ont rien, et s'adressent alors généralement à tous les empiriques, tous les charlatans, tous les soi-disant spécialistes, qui non-seulement les exploitent indignement, mais leur font subir très-souvent des traitements aussi durs qu'irrationnels et dangereux.

Ces malheureux deviennent les victimes ordinaires des cautérisations répétées de l'urèthre et du col de la vessie, des vésicatoires à la partie interne des cuisses et au périnée, des traitements les plus fantaisistes contre des rétrécissements imaginaires, etc. Ils méritent grandement d'attirer notre attention ; aussi vous demanderai-je de vous faire de leur affection le sujet d'une communication spéciale, pour laquelle me serviront alors les observations très-intéressantes que j'ai déjà réunies.

Il me resterait à vous parler, pour épuiser le programme que je m'étais tracé, des diabètes et des glycosuries, des albuminuries, de la chlorose, des anémies et de la dysménorrhée ; mais l'étude de ces questions m'entraînerait trop loin, je ne les aborderai pas non plus aujourd'hui. Je dirai seulement qu'à part quelques glycosuries de nature goutteuse, qui ont pu être exceptionnellement modifiées à Vittel, les diabètes ne rentrent pas dans la catégorie des maladies utilement traitées par les eaux de cette station. Quant à leur utilité dans le traitement de l'albuminurie, la question est encore à l'étude, je l'ai discutée longuement il y a peu de jours à la Société d'hydrologie, mais d'ores et déjà elle me paraît réelle ; reste seulement à déterminer dans quelles circonstances.

Un mot encore, et je termine. Maintenant que je vous ai montré, Messieurs, quels sont les résultats du traitement suivi à Vittel, dans un certain nombre de maladies, je dois appeler votre attention sur l'évolution naturelle des diathèses et sur la transformation spontanée de leurs symptômes, et me demander si, dans les cas observés, nous avons fait autre chose que masquer un symptôme prédominant.

Je n'ignore pas combien il est difficile de modifier assez profondément un état diathésique pour faire disparaître ses manifestations ; je ne sais pas s'il serait prudent de tenter de modifier à ce point un organisme dans un espace de temps relativement très-court ; mais je crois fermement, me basant sur l'observation, que la diathèse urique, par exemple, non combattue par des moyens rationnels, va s'aggravant de jour en jour jusqu'à amener soit directement la cachexie, soit les processus néoplasiques ou régressifs les plus graves, qui conduisent, eux aussi, soit à la cachexie, soit aux accidents à évolution rapide les plus redoutables. Je crois en outre qu'un traitement qui modifie manifestement les maladies engendrées par une diathèse, en éloigne la réapparition, en diminue l'intensité, peut et doit être considéré comme efficace pour combattre la diathèse elle-même ; la question a, du reste, été résolue dans ce sens par l'immense majorité des médecins, à propos de l'action et de l'utilité du mercure dans la syphilis ; je me crois donc autorisé à conclure, tant des faits cliniques que je viens de rapporter, que des considérations théoriques, des observations et des expériences que j'ai consignées dans mes travaux précédents, que la diathèse urique, aussi bien que certaines maladies urinaires non diathésiques, trouve dans les eaux minérales de Vittel un traitement le plus souvent efficace et exempt de tout danger.

QUATRE NOUVELLES

OBSERVATIONS DE GRAVELLE

DE

M. le Docteur PATÉZON

Médecin Inspecteur

PREMIÈRE OBSERVATION.

Gravelle rouge. — Etat simple.

Notre première observation de gravelle concerne un homme fort, vigoureux, bien portant jusque là, assez actif, s'occupant beaucoup de l'éducation physique de ses fils, retiré de grandes affaires, et âgé de 46 à 47 ans. Pendant les grands froids du mois de décembre 1879, et après s'être exposé à du refroidissement, M. A... fut pris de douleur lombaire plus forte à gauche qu'à droite, avec propagation du côté droit. Cette douleur traversait le ventre et venait aboutir à la vessie, avec rétraction des testicules, mais du gauche principalement ; des besoins fréquents d'uriner, du ténesme, de la chaleur dans le canal, une grande anxiété, enfin tous les signes d'une crise néphrétique qui dura quatre heures environ. Elle se termina par l'expulsion d'urines troubles, surchargées d'acide urique dont une partie se déposa et l'autre resta en suspension dans le liquide. Des boissons abondantes, de la chaleur et quelques jours après, de l'eau de Vittel à domicile mirent fin à cet état pénible, mais il resta un certain embarras à la région lombaire, et les urines continuèrent à charrier des sédiments uriques tantôt plus, tantôt moins, suivant quelques écarts de régime ou de la fatigue.

Tel était l'état de M. A.., à son arrivée à Vittel au mois de juin 1880, c'est-à-dire six mois après la crise.

En raison de la simplicité de cette affection, de sa date récente, de l'absence de toute complication, je ne jugeai pas à propos de prescrire l'eau à haute dose ; au contraire je préférai fractionner le traitement et y employer aussi bien l'après-midi que la matinée. Les urines furent analysées au début ; elles renfermaient un excédant notable d'acide urique sans trouble fonctionnel ; à la fin de la cure, la quantité d'acide urique était tombée à son état physiologique ; le lombago qui avait survécu à la crise avait complètement disparu ; et toutes les fonctions s'exécutaient normalement.

DEUXIÈME OBSERVATION.

Gravelle rouge. — Etat diathésique.

Notre seconde observation a pour sujet un homme de 44 ans, devenu graveleux comme le précédent par cause de refroidissement, mais nous offrant un type plus compliqué, une variété plus avancée que dans notre première observation. Il a subi en 1877 du refroidissement à la suite duquel ses urines déposèrent de la brique pilée. Presqu'immédiatement il fut atteint d'une éruption furonculeuse sur les épaules, autour du cou, sous le menton. Il ne s'en débarrassa que par les purgatifs et les dépuratifs et notamment l'arséniate de soude.

Le séjour dans un appartement humide vint compliquer cet état d'arthritisme qui envahit les deux genoux, surtout le droit, sans amener de liquide dans la jointure, mais de la tuméfaction du condyle interne du fémur, de la douleur et de la faiblesse. Pendant ce temps, l'état des urines ne s'était pas modifié ; elles charriaient à peu près constamment du sable rouge avec une abondance variable. Assez souvent, outre de la poussière rouge qui tombait au fond du vase, les urines restaient troubles, mais elles s'éclaircissaient par la chaleur directe ou quand on y ajoutait un peu d'eau chaude, caractère distinctif des urates qui se tiennent en suspension dans une urine refroidie ou rare et en troublant la transparence. A la même époque, l'estomac était devenu capricieux, les digestions longues suivies d'éructations et de plénitude gastrique avec tendance à la constipation. Aux furoncles, avait succédé une éruption d'acné pilaris qui finit enfin par disparaître. Les urines examinées à plusieurs reprises, surtout au point de vue de l'existence possible de la glucosurie, furent trouvées physiologiques sans un excédant d'acide urique.

Le traitement a consisté à Vittel en eau de la Grande-Source en boisson, alternée de deux jours l'un avec l'eau de la Source Salée ; des douches chaudes à pression modérée sur les reins et les genoux.

Le résultat fut on ne peut plus satisfaisant. L'appétit a repris de la régularité et de l'activité. M. B. fait de longues courses à pied, et malgré la fatigue qui en résulte forcément, les urines restent claires.

Après le séjour fait à Vittel, le résultat acquis se maintint et l'hiver de 1880-81 ne lui fut en aucune façon préjudiciable.

TROISIÈME OBSERVATION

Gravelle urique et oxalique. — Diarrhée chronique. — Albumine. — Pus et sang dans les urines.

M. C... est âgé de 50 ans ; c'est un ancien négociant doué d'une grande activité lorsqu'il était dans les affaires, mais que le repos dont il jouit depuis 2 ans a un peu empâté, quoique son régime alimentaire ait été surveillé. Incidemment, nous ferons remarquer que le passage d'une vie active à une vie tranquille, dénuée de soucis, de préoccupations, de veilles, est en général rempli de dangers. Des négociants qui quittent le commerce, les affaires pour se reposer ; les militaires qui prennent leur retraite ; tous les gens actifs qui par fatigue ou pour jouir de ce qu'ils ont gagné, sont exposés à la série des maladies *dites d'abondance*, caractérisées dans leurs causes par la rupture de l'équilibre entre la recette et la dépense. Recette trop forte, dépense insuffisante faute d'exercice ; désœuvrement, quelquefois nostalgie de l'ancienne profession ; causes physiques d'un côté, causes morales de l'autre, telle est l'étiologie à peu près constante des affections graveleuses, goutteuses, diabétiques, hépatiques qui viennent fondre sur les individus sans occupation. Heureux quand ils ont assez d'entrain pour cultiver ; ou mieux quand ils ont le courage, ainsi que me l'écrivait dernièrement un de mes amis, de vivre avec vingt sous par jour et de les gagner en travaillant ; c'est ainsi qu'après avoir fait deux fois le tour du monde et avoir gagné ensuite par le repos la goutte et la gravelle, cet ami infatigable s'est guéri de l'une et de l'autre par la sobriété et l'activité sans avoir repris le goût des voyages.

Pour en revenir au sujet de notre troisième observation, nous dirons que la gravelle dure depuis 20 ans, mais qu'au mois de juin 1880, c'est-à-dire seulement trois semaines avant de venir à Vittel, il eut une atteinte plus longue et plus violente que d'habitude. Cette crise de coliques néphrétiques sévit surtout du côté droit, avec propagation de la douleur le long de l'uretère correspondant, rétraction du testicule contre l'annor inguinal, besoins fréquents d'uriner ; rareté de l'urine qui était trouble, chaude, cuisante même avec de l'anxiété ; la crise se termina par le rejet de sable rouge et d'urines très troubles ; de plus, des besoins assez fréquents d'uriner persistaient encore au moment où la cure commença à Vittel, et depuis fort longtemps, il éprouve de la raideur lombaire et se lève une fois la nuit pour uriner.

Un symptôme significatif est révélé par les urines, c'est la présence du sang dans ce liquide. Examinées à plusieurs reprises, la portion claire se trouble légèrement par la chaleur et ne s'éclaircit pas par les acides ; il y a une grande quantité de grains d'acide urique jaune orangé, adhérents aux parois et déposés au fond du verre à réaction.

Au microscope : épithélium en pavé et en raquette ; cristaux extrêmement nombreux, les uns petits, les autres très-volumineux d'oxalate de chaux ; globules de sang, lencocythes et globules purulents ; cristaux d'acide urique en tables losangiques. La présence dans l'urine de globules de pus et de sang en petite quantité, quand il y a de bonnes raisons de penser qu'ils n'ont pas la vessie pour point de départ, donne lieu à des inductions précieuses pour le pronostic.

Remarquons que M. C.... n'avait jamais rendu de graviers, mais seulement du sable en abondance plus ou moins grande.

Or dans le cas présent, une petite quantité d'albumine révélée par le trouble du liquide sous l'influence de la chaleur, et sa persistance malgré l'addition d'un acide, ne donne lieu qu'à cette conclusion : cette urine renferme un peu d'albumine, sans préjuger rien sur l'état pathologique des reins. Mais la question se simplifie, et le diagnostic s'éclaircit, quand par l'emploi du microscope, instrument si commode et si rapide dans ses indications, on découvre dans le dépôt urinaire des globules sanguins et des globules purulents ; démonstration précise de la présence de sang et de pus dans l'urine. Le sérum du sang et le sérum du pus renfermant de l'albumine, c'est ce principe que la chaleur fait constater dans la portion même la plus limpide du liquide urinaire.

Chez M. C..., il y avait lieu d'établir que dans les reins, le droit vraisemblablement, un point quelconque était le siège d'une légère hémorrhagie continue, et qu'en ce même point ou dans le voisinage existait une petite plaie qui donnait lieu à du pus. Restait encore à en déterminer la cause. Chez un graveleux, surtout avec des produits oxaliques, dans les urines, n'eût-il jamais rendu de graviers, il y a lieu d'en soupçonner l'existence comme cause du sang et du pus dans l'urine ; je l'annonçai à mon malade en lui prédisant qu'un jour ou l'autre il rendrait un ou plusieurs graviers probablement crochus, hérissés de pointes, et d'un volume que je ne pouvais d'avance déterminer. Le rein droit était un peu plus volumineux que le gauche et peut-être un peu plus sensible à la pression.

Indépendamment de ces phénomènes graveleux, M. C.. est atteint depuis très-longtemps de diarrhée, surtout après le repas, avec ou sans coliques. C'est une espèce de lientérie se manifestant après le repas qui paraîtrait déterminer l'expulsion des matières provenant du repas précédent.

Je pense qu'il y a de la corrélation entre ces deux états, et l'état pathologique de l'intestin pourrait bien avoir eu de l'influence sur la production de la gravelle.

Quoiqu'il en soit, le traitement fut commencé par l'eau de la Grande Source en boisson et par des douches chaudes à basse pression et de peu de durée sur la région lombaire.

Le résultat de cette pratique fut le suivant :

Très-peu de temps après le commencement de la cure, les selles se sont régularisées au nombre de une à deux par jour, dans la matinée, sous l'influence de la boisson d'eau ; les digestions devinrent plus complètes, plus normales, l'appétit est excellent, l'état de l'urine s'est très notablement modifié. D'une densité primitive de 1026, elle est tombée à 1022 ; il n'y a plus qu'un nuage très-léger au fond du vase sur les parois duquel on n'aperçoit plus de sable rouge. Traitée par la chaleur, elle se trouble à peine ; examinée au microscope, on retrouve encore quelques rares globules de sang et de pus, et des cristaux oxaliques de volume moyen, mais beaucoup moins abondants qu'auparavant.

Le mieux est par conséquent des plus sensibles mais, prenant en considération :

1o La non disparition du lombago, quoique considérablement diminué ;

2o La persistance des globules de sang et de pus dans

l'urine, quoiqu'ils aient diminué dans la même progression que le lombago, j'exprime à M. C... l'opinion que le gravier que je soupçonne ne s'est pas déplacé, et qu'il sera sous la menace d'une crise jusqu'à son expulsion. — Que la source de l'hémorrhagie rénale et du pus de même origine que le sang est certainement en train de se tarir; mais qu'actuellement il n'y a qu'à attendre les événements. M. C.... quitte Vittel satisfait du résultat, mais inquiet de l'avenir.

Trois semaines après, il m'écrivait qu'il avait eu une crise, et m'en envoyait le résultat. Deux graviers, l'un rouge vif, l'autre un peu plus pâle, creusés de vacuoles, hérissés de pointes aiguës, composés d'acide urique et d'oxalate de chaux, du volume d'un fort grain de blé, ont été placés parmi le grand nombre de ceux qui composent ma collection ; mon pronostic s'était vérifié de point en point ; depuis lors, le lombago a disparu complètement, et il n'y a plus ni pus ni sang dans les urines.

QUATRIÈME OBSERVATION.

Gravelle. — Sang dans les urines.

Nous rapportons cette 4e observation comme confirmation de la valeur diagnostique et pronostique de la présence des globules sanguins dans les urines.

Un employé supérieur du ministère des Finances, homme robuste et âgé de 48 à 50 ans, lequel m'était adressé à Vittel par notre regretté professeur Gubler, me raconta qu'il rendait de la poussière rouge surtout après les voyages que nécessitaient ses fonctions. Jusque là, il n'y avait qu'une affection assez simple et des plus vulgaires que l'on rencontre chez les personnes qui voyagent souvent et dont les heures de repas sont peu régulières. Mais, je dus modifier mon opinion à l'examen de l'urine, et ne plus voir une affection presque banale là où il y avait un corps étranger à expulser. Il y avait donc des globules de sang dans les urines ; je lui annonçai l'existence de graviers dans le rein gauche qu'un examen attentif me fit trouver douloureux à la pression. La cure se passa sans incident notable ; je fis part de mon opinion à M. le professeur Gubler en prédisant une crise à échéance prochaine ; elle survint en effet, mais trois mois après, les événements me donnèrent complètement raison ; l'année suivante, le malade revenu à Vittel avait encore du sang dans ses urines ; il y avait encore un gravier ; cette fois, il fut rendu pendant la cure d'eau et le sang disparut tout à fait.

Les trois premières Observations dont la gravité va en augmentant, de la première qui est un cas des plus simples, à la 3e qni ne manque pas de gravité, démontrent l'utilité de l'emploi de l'eau de Vittel dans la gravelle. Les observations suivantes mettront aux prises avec le traitement, des cas plus graves, plus anciens, et donneront la preuve de l'efficacité de l'eau de Vittel dans ces maladies, où la thérapeutiqme ordinaire reste trop souvent infructueuse.

RENSEIGNEMENTS PRATIQUES

Maladies

GRANDE SOURCE (diurétique).	Goutte. - Gravelle. - Dyspepsies. - Maladies de la vessie et des voies urinaires.
SOURCE SALÉE (purgative). **SOURCE MARIE** (laxative).	Engorgements du foie. Coliques hépatiques. Constipations rebelles.
SOURCE DES DEMOISELLES (tonique).	Chrorose. - Anémie.

Eaux transportées.

Les Eaux de Vittel, transportées, se conservent remarquablement bien. — On les prend à jeun, par verre, de quart d'beure en quart d'heure, et aux repas, coupées avec du vin.

Saisons.

Les saisons durent ordinairement de 20 à 25 jours.

Excursions.

1° *A Pied :* Lorima. Montfort. Châtillon. Les Houillères. Norroy. La Malmaison. Le Point de Vue. La forêt de la Vauvillard.

2° *En Voiture* : Chèvre-Roche. Saint-Antoine. Les tours de Seychelles. La Hutte. Droiteval. La Planchotte. Bonneval. La Roche des Apôtres. Le Chêne des Partisans. Le Château de Houécourt. Les ruines de la Motte. Domremy-la-Pucelle. Mattaincourt.

Théâtre.

Direction de M. Guidon. — Trois représentations par semaine. — Opéras-Comiques. Opérettes. Comédies. Vaudevilles.

Tir aux Pigeons.

Deux Tirs par semaine.

Poste et Télégraphe.

Bureau télégraphique ouvert de 7 heures du matin à 7 heures du soir. — Deux distributions et trois départs de lettres par jour. — Boîte à l'Etablissement.

Voitures de Promenade.

Grandjean. — Hayotte. — Gillot. — Pierrot. — Clémencin. — Joseph Vautard. — Chapelier.

Anes et Chevaux de selle.

Logements.

1° GRAND HOTEL DE L'ÉTABLISSEMENT.

150 Chambres. — Salons particuliers. — Boîte aux lettres. — Chapelle dans l'Hôtel. — Ecuries. — Remises. — Prix de 10 fr. 50 à 15 fr 50 par jour, d'après les appartements.

Cet Hôtel est situé au milieu du parc de l'établissement et au centre des Sources et des Etablissements de bains et douches.

2°	HOTEL DES SOURCES HOTEL DU COMMERCE HOTEL DE LA PROVIDENCE	de 7 à 8 fr. par jour.
3°	HOTEL YÈGRE HOTEL NOEL	5 fr. par jour.
4°	MAISONS MEUBLÉES (avec ou sans cuisine).	Prix à débattre. (S'adresser au régisseur de l'Etablissement).

Tarif.

Droit à la boisson pendant la saison	20f »»
Bain minéral	1 50
Bain alcalin	2 »»
Bain sulfureux	2 50
Bain de Pennès	2 50
Bain de son	2 »»
Douche minérale froide	1 25
Douche minérale chaude	1 50
Douche minérale écossaise	1 50
Bain de siège ordinaire	0 75
Bain de siège à courant continu	1 50

Eaux de Vittel transportées

Une caisse de 50 b[lles] rendue en gare expéditrice.	32f 20
Id. 30 id. id.	19 90

Nota. — MM. les Militaires, jusques au grade de capitaine inclusivement,
les Instituteurs primaires,
les Curés de communes et de cantons,
les Membres des Congrégations religieuses,
Paieront la saison 10 francs au lieu de 20 francs.

Les *Indigents* munis de certificats en règle, seront traités gratuitement du 15 Mai au 15 Juin, et du 1er au 25 Septembre.

Itinéraire.

STATION DE VITTEL

Chemin de fer de Chalindrey à Mirecourt.

P.-S. Dès que les services d'été seront organisés, l'administration de Vittel en enverra des exemplaires aux personnes qui en feront la demande au ***Régisseur de l'Etablissement***.

GUIDE

AUX

EAUX MINÉRALES

DES VOSGES

Par M. Ambroise BOULOUMIÉ

avec la collaboration scientifique de

MM. les Docteurs BOTTENTUIT

BOUGARD, P. BOULOUMIÉ, CHAMPOUILLON

DEBOUT D'ESTRÉES

(HACHETTE ET Cie, 1879.)

MIRECOURT, typographie CHASSEL.

www.ingramcontent.com/pod-product-compliance
Ingram Content Group UK Ltd.
Pitfield, Milton Keynes, MK11 3LW, UK
UKHW020348250726
13967UKWH00005B/2183

9 782013 099370